TRAITEMENT
DE L'ŒDÈME

DANS LES

MALADIES DU CŒUR

SPÉCIALEMENT AU POINT DE VUE DE L'IGNIPUNCTURE

PAR

Emile BERAUD

DOCTEUR EN MÉDECINE DE LA FACULTÉ DE PARIS

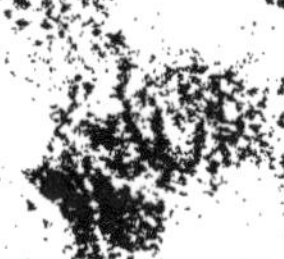

PARIS

ALPHONSE DERENNE

52, Boulevard Saint-Michel, 52

1881

TRAITEMENT
DE L'ŒDÈME

DANS LES

MALADIES DU CŒUR

SPÉCIALEMENT AU POINT DE VUE DE L'IGNIPUNCTURE

PAR

Emile BERAUD

DOCTEUR EN MÉDECINE DE LA FACULTÉ DE PARIS

PARIS

ALPHONSE DERENNE

52, Boulevard Saint-Michel, 52

1881

A MA GRAND'MÈRE

A MON PÈRE, A MA MÈRE

Témoignage de ma profonde reconnaissance.

A MA SOEUR, A MON BEAU-FRÈRE

A MES TANTES

A MES AMIS

A MON PRÉSIDENT DE THÈSE

M. LE PROFESSEUR LABOULBÈNE

Médecin de la Charité,
Membre de l'Académie de médecine,
Officier de la Légion d'honneur.

A MES MAITRES DANS LES HOPITAUX DE LYON

A MES MAITRES DE PARIS

TRAITEMENT DE L'ŒDÈME

DANS LES MALADIES DU CŒUR

spécialement au point de vue de l'ignipuncture.

PATHOGÉNIE DE L'ŒDÈME DANS LES DIVERSES LÉSIONS
DES ORIFICES CARDIAQUES

L'œdème sous-cutané est caractérisé par un épanchement local de sérosité dans le tissu cellulaire sous-cutané.

Lorsqu'il est étendu à la totalité, ou à la presque totalité du corps, on lui donne le nom d'anasarque.

Le tissu cellulaire, comme du reste tous les autres tissus de l'économie, est baigné à l'état normal par un liquide qui en remplit toutes les mailles. Ce liquide vient des vaisseaux eux-mêmes, et peut varier en quantité avec l'état du sang, avec l'état des parois vasculaires, ou encore avec les pressions diverses auxquelles peut être soumis le sang dans ces vaisseaux.

C'est l'accumulation de ce liquide, en plus ou moins grande quantité dans le tissu cellulaire sous-cutané qui constitue l'œdème. Incolore, limpide et transparent, ce liquide est analogue au sérum du sang. Il en diffère cependant par plusieurs caractères dont les principaux sont le manque de fibrine et la diminution plus ou moins considérable de l'albumine, qui de 5 à 6 pour 100, quantité qui existe dans le sérum, descend à 0,50 et 0,36 pour 100 dans le liquide de l'œdème. « Ces différences, dit M. Jaccoud dans le tome premier de sa Pathologie interne, tiennent à deux causes : 1° la paroi vasculaire ne laisse passer que les éléments dissous du sérum, elle retient les éléments suspendus ; 2° la capacité exosmotique des vaisseaux varie pour les diverses substances et dans les divers systèmes de capillaires ; de sorte que les éléments dissous eux-mêmes ne présentent pas dans le liquide épanché les mêmes proportions que dans le sérum. On voit par là qu'il y a loin de l'exosmose hydropique à une simple transsudation ; c'est une transsudation élective dont les caractères particuliers, variables dans les diverses régions organiques, sont déterminés par les propriétés diosmotiques des vaisseaux vivants. »

Sans cesse ce liquide est exhalé des vaisseaux, sans cesse il est résorbé par ces mêmes vaisseaux, après avoir rempli dans les tissus son rôle biologique, pour de là être éliminé par la voie des sécrétions. Cette exhalation et cette absorption, se passant au milieu des tissus, sont soumises aux lois de ce phénomène physique connu sous le nom de diffusion des liquides ; si un trouble survient entre ces deux actes, il y aura accumulation de liquide, il y aura œdème. Or l'équilibre peut être rompu de deux manières : par défaut de résorption des liquides ou par augmentation de leur exhalation. Ces deux phénomènes, dans les maladies du cœur, sont toujours, nous le verrons, en rapport

avec l'augmentation de la tension vasculaire dans les capillaires.

L'œdème se rencontre dans bien des états pathologiques
divers, et ne reconnaît pas toujours la même cause. C'est
ce qui a nécessité la division des œdèmes, en œdème primitif ou idiopathique et en œdèmes secondaires ou symptoma-
tiques. Ces derniers ont eux-mêmes été divisés en œdèmes
de cause mécanique et en œdèmes de cause dyscrasique.
L'œdème qu'on rencontre dans les maladies du cœur, est
un œdème de cause mécanique.

C'est aux expériences de Lower en 1660, de Magendie
en 1810, et surtout de Bouillaud en 1820, qu'on est
redevable de l'explication pathogénique de cette variété
d'œdème, qui jusque là avait été rapportée à une maladie
du foie, ou à des ruptures de vaisseaux lymphatiques. Ces
auteurs montrèrent, et par des expérimentations sur les
animaux, et par des faits cliniques, que lorsqu'une veine
importante d'un membre était liée ou obstruée, l'œdème se
produisait dans le département capillaire dépendant de cette
veine. Dans ces conditions en effet, le sang arrivant dans
les capillaires par les artères, et ne pouvant trouver une
libre issue par les veines, s'accumule dans leur intérieur
et augmente leur volume. Ils ne peuvent augmenter ainsi
de volume sans que leur surface exhalante croisse dans le
même rapport et sans que leurs tuniques vasculaires soient
amincies par la distension. Ces deux circonstances favorisent au suprême degré la filtration du sérum; car la
quantité du liquide exhalé augmente d'une part, propor-
tionnellement à l'accroissement des surfaces exhalantes, et

do l'autre, dans un rapport inverse à l'épaisseur des membranes à traverser.

Les vaisseaux capillaires sanguins et lymphatiques, en raison de la minceur de leurs parois, sont les seuls qui puissent être le siège des phénomènes d'endosmose et d'exosmose qui président à l'absorption et à l'exhalation ; ce sont donc les seuls qui donnent lieu à la production de l'œdème. Mais la cause première de l'accroissement de tension du liquide qui circule dans leur intérieur peut siéger plus ou moins haut. En général, il existe un rapport exact entre le point où siège l'obstacle à la circulation veineuse et les parties où se montre l'œdème : ainsi une obstruction de la veine fémorale donne lieu à de l'œdème dans le membre inférieur correspondant, et une obstruction de la veine cave inférieure doit amener un œdème des deux membres abdominaux. Plus l'obstacle est rapproché du cœur et plus aussi l'œdème sera étendu, en sorte que, dans le cas d'une lésion cardiaque qui, nous le verrons, agit en augmentant la tension du sang, dans le système veineux tout entier, l'œdème devrait être généralisé à toute l'étendue du corps. Il n'en est cependant pas ainsi, et le plus souvent l'œdème reste limité aux seuls membres inférieurs, et en tout cas c'est toujours aux malléoles qu'on voit tout d'abord apparaître l'infiltration œdémateuse. La raison de cette localisation est dans le cours du sang : en effet, la pression anormale, qui par le fait de la lésion cardiaque, augmente la tension veineuse, est bien la même dans la veine cave supérieure et dans la veine cave inférieure ; mais tandis que dans le vaisseau descendant la pesanteur vient en aide au cours du sang, dans le vaisseau ascendant, au contraire, elle ne sert qu'à ralentir la circulation et à favoriser la stase veineuse.

Toutes les lésions du cœur ne donnent pas également lieu à la production des hydropisies. Ce sont les altérations des cavités droites qui ont le plus d'influence sur leur formation. Rarement primitives, ces lésions, on le sait, reconnaissent habituellement pour cause une affection chronique des voies respiratoires. Dans certaines maladies pulmonaires, dont l'emphysème avec bronchite chronique est la plus fréquente, le sang éprouve de la difficulté à traverser les réseaux capillaires du poumon. De là augmentation de la tension sanguine dans l'artère pulmonaire et dans le ventricule droit qui se laisse dilater par la pression qu'il subit. Ses parois font effort contre cette pression et s'hypertrophient ; mais l'obstacle existant toujours, elles se laissent dilater de plus en plus, et cette dilatation amène l'insuffisance de la valvule tricuspide. Dès lors le sang apporté par les veines caves dans l'oreillette ne pourra pas franchir en totalité l'ouverture auriculo-ventriculaire ou du moins refluera en partie dans l'oreillette à chaque contraction du ventricule. L'oreillette ne pouvant pas se vider complètement, il y a obstacle à l'entrée de la nouvelle quantité de sang apportée par les veines caves, et reflux dans ces veines ; de là s'ensuit que les diverses veines qui apportent le sang dans ces deux troncs principaux ne peuvent se désemplir, et, de proche en proche, ce même effet se reproduit jusqu'aux capillaires où se produit la stase et par conséquent l'hydropisie.

Pour ce qui est des affections du cœur gauche, rarement on voit les lésions aortiques (insuffisance ou rétrécissement) donner lieu à des œdèmes. Il se fait dans ces cas une hypertrophie des fibres du ventricule gauche, appelée à juste titre compensatrice, qui permet au ventricule de se vider à chaque contraction. L'infiltration séreuse des tissus ne se montre que lorsque cette hypertrophie compensatrice ne se produit pas, comme cela se voit chez les vieillards, ou lorsque le muscle cardiaque fatigué tombe en dégénérescence graisseuse et ne peut plus suffire à sa tâche. On cite encore des cas où le ventricule gauche s'hypertrophie d'une façon si considérable, que la cloison interventriculaire fait saillie à droite et efface presque la cavité du ventricule droit ; de là obstacle au déversement de l'oreillette droite, stase dans les veines caves et hydropisie précoce.

Les lésions de l'orifice mitral sont au contraire des causes très fréquentes d'hydropisie, surtout l'insuffisance de la valvule qui produit toujours tôt ou tard des épanchements séreux. Dans ce cas en effet, à chaque contraction ventriculaire une partie du sang reflue dans l'oreillette gauche qui dès lors ne peut pas recevoir en totalité, le sang que lui apportent les veines pulmonaires ; ces veines ne pouvant pas se désemplir se trouvent gorgées, distendues, et, cette tension se propageant de proche en proche dans les veines et les capillaires du poumon, il s'ensuit que les artères pulmonaires sont gênées dans leurs fonctions et ne peuvent pas fournir au poumon la quantité voulue de sang, ce qui produit une stase pulmonaire. Ce trouble dans la petite circulation se propage ainsi au ventricule droit, à l'oreillette droite, et par conséquent, comme nous l'avons vu, au système veineux tout entier. Mais cette stase veineuse n'est réellement bien accentuée, que dans une période déjà avancée de la maladie, surtout quand la valvule tricuspide est devenue insuffisante par suite de la dilatation du cœur droit ; elle est alors portée à son plus haut degré.

Les œdèmes, comme du reste les autres complications des maladies du cœur, sont loin d'être toujours dans un rapport exact avec les lésions des orifices reconnues pendant la vie et observées après la mort, et il ne faut pas accorder à ces considérations mécaniques une trop grande portée. Souvent on voit des épanchements énormes coexister avec des lésions cardiaques de minime importance, et *vice versa* des lésions cardiaques considérables, sans trace d'hydropisie. De plus leur marche est essentiellement variable et on voit des épanchements disparaître pour toujours ou du moins pour longtemps, tandis que chez d'autres personnes ils se reformeront rapidement ou persisteront indéfiniment. Les éléments de production de ces hydropisies sont donc complexes, et on doit tenir compte dans l'explication de leur apparition de l'état général du malade, de la composition du fluide sanguin, du plus ou moins de perfection de la compensation, et songer aussi aux influences vaso-motrices qui règlent les circulations locales, comme l'a soutenu M. Rigal dans sa thèse de doctorat en 1866. « La doctrine qui rapporte les œdèmes à un obstacle mécanique situé aux orifices du cœur ne rend compte ni de la localisation, ni de la marche intermittente de ces phénomènes ; si on les fait dépendre au contraire d'un affaiblissement vasculaire, qui n'est le plus souvent qu'une paralysie vaso-motrice transitoire, on a de ces faits une explication très rationnelle. Il n'est pas douteux que les obstacles mécaniques à la circulation intra-cardiaque, la cachexie, ne concourent puissamment à la genèse des hydropisies, mais seuls ils ne pourraient les produire; il faut qu'ils soient suivis de l'affaiblissement vasculaire qu'ils peuvent engendrer ». M. Ranvier du reste, par ses expériences que je trouve relatées dans le compte-rendu de l'Académie des sciences de 1869, a montré et soutenu qu'à l'obstacle mécanique il fallait joindre la paralysie des vaso-moteurs pour obtenir l'épanchement de sérosité dans les tissus. M. Straus qui a repris ces expériences, auxquelles il reprochait de ne pas tenir assez compte de la circulation collatérale, arrive du moins à cette conclusion, que la paralysie vaso-motrice n'est pas une condition nécessaire, mais une condition favorable à la production des hydropisies.

La marche de l'hydropisie, dans les maladies du cœur, a dans la plupart des cas un début caractéristique qui permet de soupçonner l'origine cardiaque de la suffusion séreuse. Elle commence par une légère infiltration autour des malléoles. Vers le soir ou après une marche un peu longue, un travail pénible, le malade se sent gêné dans ses chaussures. Le repos de la nuit dans la position horizontale suffit à faire disparaître ce léger œdème, dont il ne reste plus trace au matin. L'infiltration peut rester ainsi longtemps limitée, surtout si le malade s'astreint à un genre de vie approprié à son affection. Mais le plus souvent après un temps plus ou moins long, à l'occasion d'une circonstance malheureuse qui vient troubler son organisme déjà atteint, l'œdème fait des progrès, gagne en étendue, et le doigt appliqué sur le tégument de la jambe y laisse son empreinte caractéristique. Enfin l'œdème peut remonter jusqu'aux cuisses, gagner l'abdomen, s'étendre ainsi à toute la surface du corps et donner lieu à des épanchements dans les cavités des séreuses.

Ces accidents quelqu'effrayants qu'ils paraissent pourront encore diminuer et même disparaître sous l'influence d'une médication appropriée. Mais quoi qu'il en soit, l'apparition de l'œdème dans le cours d'une affection cardiaque reconnaît toujours pour cause un défaut de compensation ou un degré plus ou moins avancé de dégénérescence graisseuse de la fibre cardiaque, et est à ce titre, un signe qui implique la plus haute gravité pronostique. Le malade pourra voir survenir et disparaître ces accidents plusieurs fois ; mais à chaque fois l'hydropisie deviendra plus étendue, plus persistante et aussi plus réfractaire à toute médication.

Pour combattre cet œdème, on peut donner divers médicaments, que nous appellerons les moyens généraux, et lorsqu'il est trop considérable, user de moyens déplétifs appliqués directement sur les jambes, que nous nommerons moyens locaux. Nous allons passer les uns et les autres successivement en revue.

MOYENS GÉNÉRAUX

L'apparition de la sérosité dans le tissu cellulaire des membres inférieurs dans le cours d'une affection cardiaque, tient donc à ce que cette affection n'est plus compensée ; elle prouve que le cœur a faibli et que ses contractions ne sont maintenant plus assez fortes pour donner à la colonne artérielle une impulsion suffisante, qui la fasse triompher de la stase capillaire. Pour faire disparaître cet œdème l'indication est double : il faut chercher à éliminer cette sérosité qui tend à s'infiltrer partout, et en même temps, il faut tâcher d'augmenter la contraction de l'appareil cardio-vasculaire. Il faut en un mot, selon l'expression de M. le professeur Jaccoud, diminuer l'obstacle, et en même temps augmenter la force motrice.

Pour diminuer l'obstacle, le médecin doit chercher à affaiblir la tension veineuse, afin de rendre ainsi facile l'absorption du liquide infiltré, et pour cela il aura recours à différents moyens : tantôt il s'efforcera d'augmenter la quantité des urines par les diurétiques, tantôt il déterminera des selles séreuses abondantes par les purgatifs, tantôt enfin il se servira de la peau elle-même, en activant ses fonctions au moyen des sudorifiques. Pour augmenter la force motrice, il donnera les médicaments qui agissent sur les contractions cardiaques et qu'on peut appeler les toniques du cœur. Nous allons examiner les divers médicaments qu'on peut employer pour arriver à ce but, nous efforçant, non pas de parler de leur action physiologique, mais bien plutôt de montrer les indications qu'ils reçoivent dans les différentes périodes des hydropisies d'origine cardiaque.

Toniques du cœur. Digitale. — En tête se trouve la digitale, ce médicament puissant sur les effets physiologiques duquel on a tant discuté. Bouillaud l'appelait l'opium du cœur et Beau au contraire la regardait comme le quinquina du cœur. Et de notre époque les auteurs et les expérimentateurs s'accordent et lui donnent rang parmi les toniques du cœur.

Les expériences ont en effet démontré que la digitale, à

dose modérée, augmentait la pression artérielle, en faisant contracter plus fortement le muscle cardiaque et en agissant aussi sur les fibres lisses des vaisseaux mêmes. Grâce aux tracés sphygmographiques obtenus, grâce aussi aux expériences faites avec l'hémodynamomètre, il est aujourd'hui démontré, qu'à doses modérées, elle ralentit le pouls, le régularise, et, nous l'avons dit augmente la pression sanguine dans le système artériel.

Mais à forte dose ses effets sont tout différents, et c'est ce qui explique en partie les opinions contradictoires soutenues par des médecins également compétents, sur son action physiologique. A haute dose en effet, elle provoque des vomissements violents et répétés, avec diarrhée et nausées, et surtout elle accélère le pouls qui devient ensuite petit, misérable et irrégulier. Aussi dans son emploi faut-il être très circonspect, car les effets de ce médicament vont s'accumulant à mesure qu'est prolongé son usage, et à une excitation initiale physiologique et salutaire peut succéder une excitation trop forte qui amène l'épuisement du cœur et hâte la dégénérescence granulo-graisseuse du muscle cardiaque. Il faut également bien se rappeler que son action survit et même augmente pendant un certain temps après la suppression du remède.

Pour toutes ces raisons, et pour éviter ces divers accidents, il est prudent de donner la digitale à doses décroissantes et de suspendre le traitement au bout de quelques jours pour le reprendre ensuite.

C'est un médicament qui rend les plus grands services, en particulier dans les hydropisies cardiaques, ce que Lorain exprimait en disant que la digitale était le quinquina des affections du cœur avec hydropisie. Et en effet, en augmentant la force de contraction de l'organe central de la circulation elle rend celle-ci plus active dans les divers réseaux capillaires et entre autres dans ceux du rein. A son action tonique s'ajoute donc un effet diurétique très manifeste qui sert à évacuer directement le liquide de l'hydropisie.

Ses indications ont, comme ses effets physiologiques, été diversement appréciées par les auteurs. Dans la thérapeutique de Trousseau et Pidoux il est dit que la digitale est indiquée dans le cas d'hypertrophie cardiaque et contre-indiquée toutes les fois qu'il y a dilatation passive des cavités du cœur « parce qu'en enrayant davantage les mouvements du cœur elle accroît l'état pathologique. » Mais lorsqu'il y a un œdème un peu considérable des jambes, c'est parce qu'il y a dilatation du cœur et que l'hypertrophie compensatrice n'est plus suffisante pour régulariser le cours du sang. Et cependant on voit souvent disparaître un œdème déjà très étendu, sous l'influence seule de la digitale. Aussi M. Jaccoud (1) a-t-il résumé ses indications en cette courte proposition. « La digitale est indiquée lorsque l'énergie cardiaque et la pression artérielle sont abaissées ; elle est contre-indiquée quand l'énergie du cœur et la pression artérielle sont accrues. »

M. Chappel (2) dit que dans la période asystolique des affections valvulaires elle doit être donnée, aussi bien dans les cas d'hypertrophie que dans les cas de dilatation, alors même que le cœur a subi un certain degré de dégénéres-

1. Pathologie interne, tome I.
2. Thèse de Lyon 1879. Contribution à l'étude de la digitale.

cence graisseuse : elle ne serait contre-indiquée que dans l'asthénie agonique.

Dans les cas d'hydropisie elle ne paraît être contre-indiquée (Jaccoud, Bucquoy, Dujardin-Beaumetz) que lorsque le cœur devenu graisseux ne réagit plus sous son influence. Pour juger les cas (1) il faut tenir compte du pouls, et des urines. Toutes les fois que la digitale administrée méthodiquement et avec soin n'apporte pas de modification du côté du cœur et du pouls, toutes les fois surtout, que la quantité des urines émises en vingt-quatre heures diminue, il faut considérer ce signe comme l'indice d'un abaissement dans la pression artérielle et suspendre son emploi.

Enfin il faut examiner avec soin les urines avant de l'ordonner et savoir s'il n'existe pas quelque altération pathologique des reins qui exige sinon sa suppression du moins qui la fasse administrer avec la plus grande prudence ; « car dans tous les cas de lésions rénales l'élimination se fait plus lentement (2) et certaines substances médicamenteuses introduites dans l'organisme ne trouvant plus d'issue pour s'échapper au dehors s'emmagasinent dans les tissus et déterminent des effets toxiques. »

Café. — Le café, de même que son alcaloïde la caféine, est manifestement reconnu comme ayant une action tonique et excitante sur le cœur. Ainsi que la digitale il régularise le pouls, le ralentit, et augmente la pression artérielle. De plus il stimule les fonctions de l'estomac, excite le système nerveux d'une façon bienfaisante et a aussi un effet

1. Jaccoud, leçons de clinique médicale, p. 212.
2. Thèse d'agrégation. Laure, De la *médication diurétique.*

diurétique très marqué. Pour toutes ces raisons, et aussi parce que c'est un des rares médicaments qui soit agréable à prendre, il doit être prescrit contre les hydropisies cardiaques. D'ailleurs souvent il a une action manifeste et salutaire sur la contraction du cœur alors que la digitale ne paraît plus en avoir aucune. On l'emploiera donc alternativement avec la digitale et surtout chez les anorectiques, pour réveiller et stimuler un peu les fonctions digestives. On l'administrera en infusion à dose faible et répétée, se rappelant que lorsqu'il est pris à dose excessive il a, comme la digitale, des effets tout opposés à ceux que l'on cherche à obtenir.

Bromure de potassium. — Le bromure de potassium a aussi une action semblable sur la circulation, et M. le professeur Germain Sée le range parmi les médicaments cardio-vasculaires. En outre de ses effets sur la circulation (ralentissement, régularisation du pouls, augmentation de la pression artérielle) il a, on le sait, une action sédative très marquée sur le système nerveux. Il conviendra donc de l'ordonner pour calmer le système nerveux surexcité des cardiaques et pour leur permettre ainsi un peu de sommeil.

Tels sont les principaux médicaments qu'on a préconisés et qu'on emploie dans les cas d'hydropisie cardiaque, pour exciter le cœur et augmenter sa force de contraction. On les substituera les uns aux autres selon les indications et on suspendra leur emploi de temps à autre, pour ne pas prolonger hors de mesure leur action et ne pas déterminer des effets nuisibles.

Voyons maintenant les divers moyens que la thérapeutique fournit pour évacuer le liquide infiltré.

1° *Diurétiques.* — M. Dujardin-Beaumetz (1) divise les diurétiques en quatre classes, et aux médicaments de chacune de ces quatre classes correspondent des indications spéciales que nous essayerons de préciser.

Dans la première classe se trouvent les médicaments qui modifient la pression du sang en activant la contraction du système cardio-vasculaire : digitale, scille, etc.

Dans la deuxième sont ceux qui augmentent la pression sanguine, en augmentant directement la quantité de sang qui circule : le lait, les tisanes diurétiques.

La troisième renferme ceux qui favorisent la dialyse rénale en modifiant le liquide sanguin par des éléments salins absorbés : nitrate de potasse, acétate de potasse.

La quatrième enfin comprend les médicaments qui ont la propriété de modifier la membrane dialysante en congestionnant le rein : baies de genièvre, copahu, etc.

Digitale. — Ce médicament qui a, nous l'avons vu, une action si puissante sur la contraction du cœur, a aussi par là même un effet diurétique très puissant. Cet effet diurétique, qui a été tour à tour admis et rejeté, ne semble exister que dans les cas d'hydropisie et encore, suivant la plupart des auteurs, que dans les cas d'hydropisie reconnaissant une origine cardiaque. « La digitale (2) est de l'avis commun le diurétique le mieux approprié aux hydropisies qui dépendent d'affections pulmonaires ou cardiaques et, il faut bien avouer que c'est dans ce cas surtout que ses effets diurétiques se manifestent. »

1. *Leçons de clinique thérapeutique*, fasc. 1.
2. *Thèse d'agrégation* 1878. Laure. *De la médication diurétique.*

Elle est indiquée nous l'avons dit, toutes les fois qu'elle agit sur le pouls et les urines et qu'il n'existe pas de complication rénale capable d'entraver son élimination.

Pour ce qui est de son administration on doit rejeter la digitaline qui ne paraît pas avoir beaucoup d'action sur la sécrétion urinaire et employer surtout l'infusion ou la macération des feuilles de digitale. De plus on doit la donner à doses fractionnées et décroissantes : c'est là la meilleure manière pour éviter les accidents qu'amène une dose exagérée et pour produire une diurèse abondante.

Scille. — C'est pour M. Hirtz le plus puissant des diurétiques. Son action est celle de la digitale et elle s'en distingue en ce que ses effets ne s'accumulent pas comme ceux de cette dernière. « Aussi, dit M. Rabuteau (1), comme l'ont démontré les observations recueillies par M. Mouchot dans le service de M. Germain Sée, la scille est-elle préférable à la digitale dans les hydropisies. » Elle est peu employée seule, mais elle entre dans une foule de préparations officinales : vin scillitique du codex, vin scillitique laudanisé, vin diurétique amer de la Charité, vin diurétique de Trousseau, vinaigre scillique, oxymel scillitique, etc. Enfin, dans les cas où les voies digestives ne pourraient la tolérer, on a conseillé d'appliquer sur le ventre des compresses trempées dans une forte décoction de bulbes de cette plante qu'on recouvre d'un taffetas gommé pour empêcher l'évaporation.

La strychnine, l'ergot de seigle, l'ipéca qui ont la propriété d'augmenter la pression artérielle peuvent également

1. *Éléments de thérapeutique* p. 818.

produire des effets diurétiques, mais ils sont peu employés dans ce but.

Diète lactée. — Dans le second groupe des diurétiques nous avons cité le lait. C'est là un des meilleurs modificateurs de la diurèse et un de ceux qui réussissent le mieux pour soulager et guérir les malades infiltrés.

De toute antiquité on a attribué des propriétés diurétiques au lait, mais c'est Chrestien (de Montpellier) (1) qui le premier sut l'administrer méthodiquement et soumit les malades à la diète lactée. Plus tard Serre (d'Alais) (2) préconise aussi la diète lactée pour tous les cas indistinctement d'hydropisie : il ne donne que du lait ou des aliments préparés au lait et y ajoute des oignons crus. De cette façon, dit-il : 1° on met l'organe sécréteur des urines à la diète par l'abstinence de toute boisson ; 2° on l'excite légèrement avec l'oignon ; 3° on nourrit le corps avec le lait sa nourriture première sans l'irriter.

Depuis cette époque beaucoup d'auteurs ont employé la diète lactée et ont vanté les succès qu'elle donne dans les hydropisies cardiaques. Elle trouve son indication à toutes les périodes de la maladie, si ce n'est lorsque l'affection est ancienne et que le cœur a des contractions tout à fait faibles et irrégulières. Dans ces cas en effet le cœur est défaillant et, dit M. le professeur Jaccoud (3), « vous aggravez le mal si vous donnez le régime lacté ; car vous ajoutez à l'obstacle qui s'oppose à la diurèse, c'est-à-dire que vous augmentez la masse liquide à mouvoir sans rien changer à

1. *Archives de médecine,* 1831.
2. *Bulletin général de thérap.* 1853.
3. *Leçon de clinique médicale.*

l'agent moteur qui doit la mettre en mouvement. » Il faut alors avant tout essayer par les toniques de donner un peu de force au cœur et administrer des purgatifs drastiques pour diminuer la tension veineuse. Une fois le pouls devenu plus fort et régulier, on met le malade à la diète lactée et on prolonge ce régime tant qu'il peut être supporté. La diurèse devient abondante et le liquide infiltré s'évacue rapidement par les urines.

Certaines tisanes et certaines eaux minérales ont un effet diurétique plus ou moins marqué qui tient, et à la quantité d'eau absorbée, et aussi aux substances salines qu'elles renferment : telles sont les tisanes faites avec la pariétaire, le petit-houx, la bardane, l'ache, l'uva ursi, le chiendent, etc. Telles sont les eaux alcalines bicarbonatées de Contrexéville, Evion, Vichy, etc. Ces diurétiques ne seront employés que comme moyen désaltérant par les malades et aussi pour prévenir toute stase veineuse une fois l'infiltration disparue.

Le nitrate et l'acétate de potasse, le nitrate et l'acétate de soude, et divers autres sels alcalins forment la troisième classe des diurétiques. Ce sont des médicaments peu actifs qu'on mélange en général avec diverses tisanes et le plus souvent avec la tisane de chiendent. Leur action est très passagère; mais il faut éviter de les donner à forte dose, car d'après certains auteurs ils auraient une action paralysante sur le cœur qui doit les faire employer avec circonspection, surtout s'il existe quelque trouble pathologique du côté du rein.

Enfin les diurétiques qui congestionnent le rein peuvent

aussi trouver leur indication comme le dit M. Laure (1)
« si dans une hydropisie de cause cardiaque on suppose
que le rein est torpide, mais normal, ce n'est plus à la
diète lactée, aux diurétiques émollients qu'il faut avoir recours, mais à la bière, au nitrate de potasse et aux autres
stimulants du rein tels que le copahu, les baies de genièvre, etc. »

2° *Purgatifs.* — Les purgatifs en exerçant leur action
sur tout l'intestin donnent lieu à une évacuation rapide et
abondante de liquide, et, à ce titre, sont très utiles dans
les hydropisies. Ils sont indiqués lorsqu'il faut agir rapi-
ment, et surtout dans les cas où les reins se trouvant at-
teints de lésions, ne doivent pas être soumis à l'influence
des diurétiques.

Dans ces cas on n'administre pas les purgatifs salins qui
nécessitent l'ingestion d'une plus ou moins grande quantité
d'eau, mais les purgatifs drastiques appelés autrefois hydra-
gogues précisément parce qu'administrés sous un petit volume ils donnent lieu à des selles séreuses très abondantes. On emploiera le jalap, la scamonnée, la coloquinte, le
séné, etc., et surtout la teinture de jalap composée connue
sous le nom d'eau-de-vie allemande.

On unit souvent dans la même potion les drastiques avec
les diurétiques et c'est ce qui fait la réputation de la plupart des vins diurétiques et en particulier du vin majeur
de Debreyne (2) qui selon lui est le meilleur, le plus sûr
et le plus efficace des remèdes qu'on puisse donner en pa-
reil cas.

1. Thèse d'agrégation, 1878. *De la médication diurétique.*
2. Bull. gén. de thérap., 1842.

Ajoutons que le plus souvent les purgatifs sont très bien tolérés par les malades, mais qu'il faut cependant surveiller et modérer leur emploi pour ne pas voir apparaître quelque inflammation violente de tout le tube digestif à la suite de leur administration.

3° *Sudorifiques*. — On emploie peu les médicaments qui poussent à la peau. Et d'abord les bains de vapeur qui sont le meilleur moyen de déterminer la sudation doivent être rejetés. Quant aux médicaments sudorifiques tels que le jaborandi ou son alcaloïde, la pilocarpine, on ne doit pas en faire usage, les sudations prolongées fatiguant trop le malade et ne servant qu'à aggraver son état.

M. le professeur Peter dans ses cliniques conseille beaucoup la poudre de Dower qui, dit-il, a des effets diurétiques et sudorifiques et qui donne un peu de calme au malade.

Il est encore un moyen de diminuer la pression veineuse, c'est la saignée. Mais en pratiquant une saignée, on enlève au sang non-seulement son sérum, mais aussi ses globules et on affaiblit beaucoup le malade en même temps qu'on favorise l'inertie ou la dégénérescence du cœur. Il ne faut la pratiquer que dans les cas où l'asphyxie paraît imminente par suite des congestions qui accompagnent si souvent les hydropisies et seulement chez les malades qui ne sont pas dans cet état de faiblesse et d'adynamie si commun à la période ultime des affections du cœur. On peut de cette façon gagner un peu de temps, pour pouvoir ensuite recourir aux divers moyens généraux dont nous venons de parler qui sagement employés triomphent le plus souvent de l'infiltration, lorsque toutefois le cœur n'a pas encore perdu entièrement sa force contractile.

MOYENS LOCAUX

Mais lorsque l'œdème fait toujours des progrès malgré les diverses médications convenablement employées, que la peau des jambes soulevée et tendue paraît prête à se rompre sous l'effort du liquide qui la presse, il ne reste qu'une ressource, celle de donner une issue directe au liquide infiltré par des ouvertures faites artificiellement à la peau. Cette manière de procéder amène une diminution souvent très rapide dans le volume des parties œdématiées et procure un grand soulagement aux souffrances des malades. Souvent même, lorsque le cœur a encore conservé de sa force contractile, la circulation reprend son cours, les accidents menaçants qui ont déterminé le médecin à faire ces ponctions se dissipent peu à peu, et le malade peut revenir, au moins pour un temps, à un état de santé relativement satisfaisant.

A toutes les époques et sans doute dès l'enfance de l'art l'idée est venue aux médecins d'évacuer ainsi directement le liquide infiltré dans les tissus. L'observation des faits du reste était là pour leur enseigner cette méthode ; car de tout temps on a pu voir l'anasarque se dissiper spontanément par des éraillures ou des blessures faites accidentellement à la peau des gens œdématiés. Mais de tout temps aussi les médecins ont eu à redouter des gangrènes, des érysipèles gangréneux ou des ulcérations étendues survenus à la suite de cette petite opération et présentant des caractères de gravité exceptionnels. C'est pour tâcher d'éviter ces complications redoutables qu'on a varié et multiplié les procédés opératoires. Nous parlerons donc dés différents procédés que nous savons exister et nous terminerons par l'exposé de l'ignipuncture appliquée à la cure de l'œdème des membres inférieurs, procédé que nous avons vu appliquer par M. le professeur Laboulbène dans ses salles de la Charité et qui parait présenter de réels avantages sur les précédents.

Cautérisation (1). — « Les anciens brûlaient la peau avec un fer chaud, et plus tard on fit usage du cautère potentiel au lieu du cautère actuel. Mais les eschares formées par ces deux méthodes empêcheront toujours la sérosité de s'écouler ; de sorte qu'il faudra nécessairement attendre la séparation lente de l'eschare, tandis que la maladie fera toujours du progrès ; ou bien l'on sera obligé de couper et d'emporter cette eschare, auquel cas la brulûre qu'on aura faite auparavant aura été inutile et faite en pure perte. »

Séton. — Les Egyptiens faisaient usage de sétons, ils faisaient à la peau de petites ouvertures dans lesquelles ils passaient des fils pour les empêcher de se fermer et pour permettre aux eaux de s'écouler jour et nuit sans discontinuer (2).

Incisions profondes. — Celse donnait le conseil d'agir ainsi : « On doit pratiquer au bas de la jambe, du côté

1. Monro. *Traité sur l'hydropisie* 1789 p. 131.

2. Boërhaave cité par Monro. *Comment. in Inst. med, edit ab Haller*, § 416.

interne, une incision d'environ quatre travers de doigt, pour faciliter pendant plusieurs jours l'écoulement du liquide ; il faut de même inciser profondément les parties tuméfiées ; ensuite on agite fortement le malade au moyen de la gestation, et quand les plaies commencent à se cicatriser on augmente l'exercice et l'alimentation jusqu'à ce que le corps soit revenu à son premier état (1).

M. Lombard (de Liège) (2) en 1848 recommandait ces incisions profondes de préférence à tout autre moyen. Il fait sur chaque jambe quatre ou cinq incisions allant jusqu'à l'aponévrose et longues d'un centimètre seulement. De plus ces incisions doivent être pratiquées à plusieurs pouces les unes des autres et autant que faire se peut sur les parties déclives. De cette façon, dit-il, on obtient une effusion séreuse rapide, la peau revient promptement sur elle-même et on obtient une cicatrisation par première intention.

Incisions superficielles. — On a employé les incisions superficielles faites soit avec le bistouri ou le rasoir, soit avec le scarificateur (scarifications), soit enfin avec la lancette (mouchetures). De l'avis unanime des auteurs ces scarifications ou mouchetures quelque légères qu'elles soient, sont particulièrement dangereuses au point de vue des complications ultérieures et ne doivent pas être employées.

Compression. — On a vanté la compression pour empêcher à la sérosité de s'épancher dans les membres inférieurs. Mais, en exerçant une compression, on fait rentrer

1. Celse. Lib. III, cap. XXI.
2. *Gazette des hôpitaux,* 1848.

dans la circulation cette sérosité et on augmente la tension veineuse dans un autre point du système circulatoire et particulièrement du côté du poumon. « Ce moyen, dit M. Peter (1), je l'ai vu essayer à la clinique de Trousseau, sur la recommandation d'un médecin allemand qui banda lui-même les jambes du malade. Il ne les banda que trop bien. Vingt-quatre heures plus tard, le malade en proie à une dyspnée graduellement progressive, avait une apoplexie pulmonaire qui donna elle-même naissance à une pleurésie suraiguë... Vous pensez bien qu'on se hâta de débander les jambes du malade. »

Vésicatoires. — Les vésicatoires volants ont été de tout temps employés, mais ils sont actuellement complètement délaissés. Leur application est douloureuse et en agissant sur une trop grande surface cutanée, ils amènent souvent des sphacèles étendus de la peau.

Huile de croton-tiglium. — C'est Trousseau qui, le premier, eut l'idée de déterminer chez les gens œdématiés une éruption vésico-pustuleuse à l'aide de frictions pratiquées sur le bas des jambes avec de l'huile de croton-tiglium, pour donner issue par ces pustules au liquide infiltré dans le tissu cellulaire sous-cutané.

Cette manière de procéder, d'après M. Moreau (2), donne lieu à une évacuation très facile et très rapide du liquide hydropique. Mais c'est un moyen long à appliquer puisqu'il faut répéter jusqu'à quatre ou cinq fois les frictions pour produire une éruption. De plus, c'est un moyen

1. *Leçons de clinique médicale*, t. 1, p. 250.
2. Thèse de 1861. *De l'emploi topique de l'huile de croton-tiglium dans l'anasarque.*

dont l'application est le plus souvent fort douloureuse, et qui est excessivement pénible à supporter, puisqu'il faut que le malade reste jour et nuit et durant un long temps assis dans un fauteuil et les jambes pendantes, s'il ne veut voir l'éruption pâlir et se sécher très vite en se remettant au lit. Enfin, il peut y avoir réunion de plusieurs pustules et ainsi production d'un ulcère plus ou moins rebelle et plus ou moins grave.

Acupuncture. — Willis rapporte l'histoire d'un homme âgé de 70 ans, atteint d'anasarque, que l'on fit vivre encore quelques mois en lui perçant la peau avec une aiguille. Depuis cette époque, ce moyen est universellement employé et regardé comme le plus facile et comme donnant les meilleurs résultats (1). Il faut, toutefois, se garder de faire ces piqûres en nombre trop considérable, comme cela était pratiqué autrefois, depuis les pieds jusqu'au haut des cuisses. Il suffit d'en faire cinq à six à chaque jambe et de les renouveler lorsqu'elles viennent à se fermer. Mais les piqûres ainsi faites sont habituellement douloureuses quelqu'acérée que soit l'aiguille et quelquefois si douloureuses que le malade se refuse à se laisser pratiquer de nouveau cette petite opération.

Drainage capillaire. — MM. Després et Bouchut (2) conseillent de faire le drainage du tissu cellulaire sous-cutané d'après la méthode de Wolf. Pour cela, on introduit

---

1. *Note sur un moyen d'évacuer la sérosité dans l'hydropisie par l'acupuncture (Bull. gén. de thérap.)*, 1837.

Fabre, *De l'anasarque et de son traitement par l'acupuncture* (Thèse de 1852).

2. *Dict. de thérapeutique génér.* Art. anasarque.

jusque sous la peau un grand nombre de petites canules très fines en les plaçant autant que possible dans les parties les plus déclives ; ces canules constituent ainsi autant de petits canaux qui donnent issue à la sérosité très facilement et très rapidement. « Les piqûres d'où on extrayait les canules chaque soir se fermaient immédiatement de sorte que le patient n'était pas tourmenté par un suintement continuel. Dans aucun cas, le docteur Wolf ne vit survenir d'inflammation de la peau consécutive aux nombreuses petites plaies. »

Le docteur Southey de Londres (1) a présenté au Congrès scientifique du Havre (1877) un mode de drainage capillaire qui, dit-il, lui a donné de bons résultats et qui est le perfectionnement du précédent. Il se sert de petites canules analogues à celles de la seringue de Pravaz et dans lesquelles peut entrer un trocart très fin. Ces petites canules sont percées de six ou neuf trous latéraux pour permettre au liquide hydropique de pénétrer plus facilement dans leur intérieur et sont munies à leur extrémité d'un petit renflement destiné à maintenir exactement le tube capillaire en caoutchouc qui doit y être adapté. Le trocart logé dans sa canule est passé dans un bout de ce tube capillaire en caoutchouc, par un petit trou fait presqu'à son extrémité, et ressort par l'orifice même du tube, prêt à être introduit sous la peau. La piqûre se fait dans une direction parallèle à la surface du tégument, comme dans le cas d'une injection de morphine. Le trocart retiré laisse le

1. Session du Havre 1877. — Congrès pour l'avancement des sciences.

gros bout de la canule engagé dans le tube et fortement saisi grâce au renflement qui surmonte celle-ci. L'autre extrémité du tube de caoutchouc long d'au moins un mètre est dirigée dans un récipient placé près du lit du malade. Ces canules, dit le docteur Southey, peuvent être laissées en place pendant sept ou huit jours sans inconvénient si l'on a soin d'user de toutes les précautions habituelles antiseptiques avec l'acide phénique. De cette façon avec une canule dans chaque jambe on recueillerait un litre et demi à trois litres en vingt-quatre heures.

Ce moyen a surtout l'avantage d'empêcher la sérosité de mouiller le membre œdématié et d'éloigner les chances d'inflammation que peut causer ce contact prolongé. Mais cette canule qui reste là nuit et jour doit agir comme corps étranger et peut déterminer des accidents. De plus la canule peut être bouchée par un caillot sanguin surtout, dit M. Southey, lorsque les jambes sont bien violacées et présentent une forte induration.

Ignipuncture. — Enfin on peut, à l'effet d'évacuer la sérosité, employer l'ignipuncture, méthode de cautérisation de date récente et qui a fourni surtout à M. le professeur Richet de beaux cas de succès.

Everard Home (1) en 1826 désirant utiliser l'influence coagulante du calorique sur le sang essaya cette méthode dans un cas d'anévrysme. Il introduisit dans le sac anévrysmal une aiguille qu'il chauffa en portant à une température élevée l'extrémité restée libre au dehors. Il n'obtint aucun succès. Mais en 1847 M. le professeur Richet dans

1. Philosophical transactions 1826, t. 17 p. 183.

un cas de tumeur érectile du front chez une jeune fille suit cette pratique en enfonçant directement dans la tumeur des aiguilles chauffées au rouge blanc qu'il retire aussitôt. Le succès fut complet, et dès lors M. Richet vulgarisa cette méthode qui donne de très bons résultats dans les cas de tumeur blanche, d'arthrite chronique (1), dans les cas de synovite pseudo-membraneuse (2), dans les cas de kystes synoviaux du poignet (3), dans les tumeurs érectiles (4), et dans différentes autres affections signalées par M. Trapenard, l'ostéo-périostite chronique, l'acné hypertrophique, la thyroïdite aiguë et l'allongement hypertrophique du col utérin et dans les cas de métrite chronique (5).

Pour pratiquer ces piqûres que nous avons encore vu dernièrement employer par M. le professeur Richet à l'Hôtel-Dieu pour des arthrites fongueuses du genou et de l'articulation tibio-tarsienne, on se sert d'un cautère en forme d'aiguille, long de 4 à 5 centimètres, surmonté d'une petite boule de même métal destiné à condenser le calorique et à le mettre en réserve pour que grâce à la conductibilité du métal il puisse passer en assez grande quantité dans les tissus pendant tout le temps que l'aiguille y reste engagée. Ce petit cautère étant porté au rouge, on fait pénétrer l'aiguille à la

1. L'ignipuncture, de ses différents emplois, de son indication spéciale dans les tumeurs blanches. Trapenard. — Thèse de 1871.

2. Mémoires de l'Académie de médecine, Richet 1851.

3. De l'ignipuncture, contribution à l'étude du traitement des kystes synoviaux tendineux. — Guillaud. — Thèse de 1875.

4. De l'emploi du cautère dans le tumeurs érectiles. Dulion. — Thèse de 1876.

5. Du traitement de la métrite chronique parenchymateuse, spécialement au point de vue de l'ignipuncture. Caron. — Thèse de 1881.

profondeur voulue et on la retire avec rapidité sans la laisser séjourner dans les tissus, manœuvre que l'on répète autant de fois qu'on le juge nécessaire, suivant l'état de la partie malade et le but qu'on se propose.

M. Julliard de Genève (1) se sert du cautère électrique formé par un fort fil de platine disposé en anse pointue qu'on porte facilement au rouge blanc en le faisant traverser par un courant électrique.

Mais pour le cas qui nous intéresse spécialement, comme on ne recherche pas une action modificatrice ou révulsive sur les tissus malades, mais simplement une action éliminatrice, on peut plus simplement se servir d'une forte aiguille que l'on fixe à l'extrémité d'une pince à torsion et que l'on porte au rouge, à la flamme de la lampe à alcool. On arrive ainsi facilement au but proposé; le seul inconvénient réel est qu'il faut s'arrêter entre chaque piqûre pour faire chauffer l'aiguille.

Dans tous les cas que nous avons cités plus haut on se sert de l'ignipuncture au point de vue de son action modificatrice qui est la maîtresse qualité de ce procédé. Les trajets formés par la pénétration de l'aiguille incandescente, qu'ils se réparent par première ou par seconde intention, sont toujours comblés par un tissu de cicatrice doué, on le sait, de propriétés éminemment rétractiles. Les tissus ignipuncturés se trouvent ainsi cloisonnés par des brides cicatricielles qui se rapprochent de plus en plus les unes des autres, compriment fortement ces tissus et en diminuent le volume et la vitalité.

1. De l'ignipuncture, 1871.

L'ignipuncture a en même temps une action révulsive assez énergique, comme du reste en a une sur la peau, la cautérisation ponctuée qu'on pratique dans un si grand nombre d'affections diverses.

Mais outre son action modificatrice et son action révulsive l'ignipuncture a encore une action évacuatrice qu'on utilise souvent pour ouvrir de petits abcès, de petits kystes, pour donner issue au pus, dans les cas de tuberculisation des testicules etc., les ponctions et incisions faites avec les caustiques étant bien moins sujettes à se compliquer d'érysipèle ou autres accidents que celles qui sont faites avec des instruments coupants. En se servant des caustiques, en effet, les orifices vasculaires sont immédiatement oblitérés et sont par conséquent moins aptes à devenir le siège d'un processus morbide ou les agents d'une absorption septique. Ce sont ces considérations qui ont fait employer l'ignipuncture pour évacuer la sérosité infiltrée dans le tissu cellulaire des membres inférieurs. Et en effet dans les quelques observations que nous citons il n'est survenu ni gangrène, ni érysipèle, ni même une simple rougeur érythémateuse autour des piqûres. Et cependant à l'époque à laquelle ont ainsi été traités les malades qui font le sujet des trois premières observations, il existait une véritable épidémie d'érysipèle dans la salle Saint-Michel et dans la salle Sainte-Marthe et aucun d'eux n'en a été atteint. De plus ce procédé se recommande encore par plusieurs avantages : il ne cause qu'une légère douleur dont se plaignent à peine les malades et ne détermine jamais la plus petite hémorrhagie. Enfin il amène un écoulement rapide et facile du liquide, et le trajet se cicatrise dès que cet écoulement a cessé.

Pour pratiquer ces piqûres on peut se servir, nous l'avons dit, d'un petit cautère à boule, et aussi du cautère du docteur Paquelin, mais on peut plus simplement employer une forte aiguille fixée perpendiculairement aux mors d'une pince à torsion. Cette aiguille est chauffée au rouge blanc à la flamme d'une lampe à alcool et est enfoncée perpendiculairement aux téguments à la profondeur de 1 à 2 centim. selon le degré de l'infiltration. L'aiguille pénètre avec la plus grande facilité et on voit sourdre la sérosité dès qu'elle est retirée. On fait ainsi de cinq à six piqûres à chaque jambe et on les fait autant que possible aux parties les plus déclives et à celles qui paraissent le plus infiltrées. Avant de pratiquer cette petite opération il est bon d'user de précautions antiseptiques et de faire de légers lavages à l'acide phénique sur les jambes du malade. Enfin une fois ces piqûres faites il faut conseiller le repos au lit, les jambes étant entourées d'alèzes ou mieux étant placées sur une toile cirée qui permet au liquide de s'écouler au dehors. Si le malade ne peut supporter le décubitus dorsal on le laissera dans un fauteuil en ayant le soin d'entourer ses jambes de couvertures qui les préserveront de l'air extérieur et du froid.

Cette évacuation abondante du liquide infiltré n'assure pas, il est évident, la guérison du malade ; mais du moins elle amène une amélioration notable dans son état et met le plus souvent fin à ses accès de dyspnée. Une fois les principaux accidents conjurés on voit suivre, en général, une période de calme pendant laquelle le cœur peut reprendre un peu de force et fournir des contractions suffisantes pour rendre la circulation régulière et, par conséquent, pour mettre le malade, pendant un temps plus ou moins long, dans un état de santé relativement satisfaisant.

OBSERVATIONS

Mes trois premières observations ont été prises à la Charité, dans le service de M. le professeur Laboulbène. Tous mes remerciements à M. Bellangé, interne du service, pour les bons avis qu'il a bien voulu me donner et les renseignements qu'il m'a fournis pour la rédaction de ces observations.

La quatrième me vient de mon père déjà vieux dans la pratique médicale et qui s'est empressé d'appliquer ce moyen chez un malade dès qu'il a su que j'en faisais l'objet de ma thèse inaugurale.

OBSERVATION I

Le nommé L .. Justin, âgé de 65 ans, exerçant la profession de carrier, entre le 19 novembre 1880, à l'hôpital de la Charité.

Sa mère est morte d'une pneumonie à l'âge de 67 ans ; il n'a pas connu son père.

C'est un travailleur d'apparence robuste et d'un bon tempérament, qui n'accuse pas de maladie sérieuse dans le passé.

Il était sujet aux rhumes et toussait depuis déjà longtemps lorsqu'en janvier 1880 il prit froid en travaillant dans la neige. Sa bronchite chronique se compliqua de bronchite aiguë et il fut obligé de prendre le lit. Malgré les soins qui lui furent donnés son état de dyspnée persista un certain temps et il alla se faire soigner à l'hôpital Necker où il resta dix-huit jours. De là on l'envoya à Vincennes pour y achever sa convalescence et au bout de trois semaines il put en sortir et reprendre ses occupations.

Beraud   1

Mais, dit-il, il avait encore de l'oppression : le moindre effort lui faisait perdre haleine et lui causait de violentes palpitations de cœur.

Au bout de quelques mois de cet état de santé relativement bon, survient chez lui de l'œdème aux malléoles qui le force à interrompre son travail. Cet œdème gagne les jambes et augmente rapidement et il entre à l'hôpital de la Charité le 19 novembre.

L'œdème remonte jusqu'aux cuisses et les jambes ont plus que doublé de volume. Le malade éprouve une sensation de picotement et il lui semble que la peau va céder à la pression du liquide.

En même temps on commence à entendre des râles de congestion et d'œdème pulmonaire à la base des deux poumons et le malade est en proie à une dyspnée extrême.

L'auscultation du cœur fait entendre un bruit de souffle à la pointe et au premier temps : le pouls est irrégulier et intermittent.

Les urines sont peu abondantes, mais ne renferment pas trace d'albumine.

Malgré la digitale, malgré les diurétiques employés l'œdème fait des progrès de jour en jour. Une saignée pratiquée vers les premiers jours de décembre n'atténue en rien ces symptômes alarmants.

C'est alors que M. Laboulbène a recours à l'ignipuncture et lui fait six piqûres à chaque jambe. La sérosité s'écoule de suite avec facilité par ces petites ouvertures : il en sort une quantité énorme, à en juger par le nombre considérable d'alèzes qui ont été mouillées.

En quatre jours les jambes ont repris leur volume normal et cela sans qu'il se soit développé la moindre rougeur autour des orifices qui donnent issue à la sérosité.

En même temps la dyspnée a disparu presque complètement : le malade se lève et se promène dans la salle, étonné lui-même d'une amélioration si considérable et si rapide dans l'état de sa santé.

Les fonctions digestives se rétablissent et le malade quitte l'hôpital au milieu de janvier dans un état de santé bien satisfaisant.

OBSERVATION II

Fournier Eugène, graveur, âgé de 52 ans, né à Paris, entre à l'hôpital de la Charité le 19 janvier 1881.

Il est célibataire et n'a plus ni père ni mère.

Son père est mort paralytique à 72 ans ; il était asthmatique. Sa mère est morte à 65 ans, d'un cancer du pylore.

Enfin il a un frère qui lui aussi est asthmatique.

Il n'accuse pas de grave maladie antérieure ; il n'a jamais eu d'attaque de rhumatisme. Mais il était sujet à des rhumes qui le forçaient pendant l'hiver à garder quelques jours de repos.

Depuis près de dix ans, il ressent de violentes palpitations qui surviennent quelquefois sans cause apparente, le plus souvent après un travail prolongé ou un effort insolite. Il a en même temps de fréquents accès d'oppression.

En 1875 pour la première fois, il vit apparaître de l'œdème aux malléoles. Cet œdème fit même de très rapides progrès, puisque d'après son dire, il suffit du jour au lendemain pour qu'il eût envahi ses jambes et ses cuisses presque jusqu'au ventre. Mais il céda aussi très vite devant le traitement qui fut institué et en moins de dix jours ses membres inférieurs étaient revenus à leur état primitif et il pouvait reprendre ses occupations.

Mais en 1877 il a de nouveau de l'œdème des membres inférieurs, de la dyspnée et tous les symptômes d'une attaque d'asystolie confirmée. On lui fait prendre de la macération de digitale et cette fois encore au bout d'un mois de traitement il voit disparaître ces accidents menaçants.

Enfin le 1er juin 1880 le lendemain d'un voyage qu'il avait fait aux environs de Paris l'enflure des jambes reparaît : il a une troisième attaque d'asystolie. Il reste dans cet état pendant un long temps, malgré les soins assidus qui lui sont prodigués et à peine a-t-il commencé à ressentir un peu de mieux et à se lever que la circulation s'embarrasse de nouveau et qu'il est obligé de reprendre le lit. L'infiltration fait des progrès malgré le traitement et, comme il le dit lui-même, malgré la digitale qui l'avait tant soulagé jusqu'ici, et il entre à l'hôpital le 19 janvier.

Ses membres inférieurs sont œdématiés d'une manière extraordinaire et paraissent triplés de volume ; la peau qui les recouvre est tendue, luisante et rouge vif par places. Il ne peut rester étendu dans son lit par suite de la dyspnée extrême à laquelle il est en proie. Sa face est cyanosée, il y a du pouls veineux et les battements des jugulaires sont très faciles à percevoir. Le foie est très hypertrophié, les urines sont rares et à l'auscultation du poumon on trouve aux bases des râles abondants de congestion et d'œdème pulmonaires.

Enfin à l'auscultation du cœur on entend un bruit de souffle qui couvre le premier temps avec maximum à la pointe et de plus un dédoublement du second temps. Le pouls est petit, rapide, irrégulier et intermittent. Malgré le traitement institué les battements du cœur restent toujours faibles, la dyspnée devient de plus en plus intense et tout annonce un état desespéré.

Le 3 février. — On lui fait de l'ignipuncture. Six piqûres lui sont faites à chacune de ses jambes et cela sans presque la moindre douleur. La sérosité s'écoule aussitôt et traverse tous les linges qui entourent ses membres inférieurs : cet écoulement continue pendant plusieurs jours ; ses jambes diminuent rapidement de volume et la dyspnée devient moins horrible.

Mais il y a de la congestion pulmonaire, le cœur bat faiblement et après un peu de bien être passager obtenu par ces piqûres le malade meurt le 15 février.

Autopsie. — Le cœur est gros et tout à fait flasque. Il y a dilatation des cavités ventriculaires avec amincissement des parois. Les deux orifices auriculo-ventriculaires sont considérablement rétrécis et les valvules déformées sont insuffisantes. Pas de plaques athéromateuses du côté de l'aorte, mais des dépôts graisseux disséminés de ci et de là.

OBSERVATION III

Marie Picard, âgée de 69 ans, couturière, entre à l'hôpital de la Charité le 5 janvier.

Elle n'a plus ni père ni mère : ils seraient morts, son père de tuberculose pulmonaire à 44 ans et sa mère d'une pleurésie à l'âge de 62 ans.

Réglée à 15 ans, elle a cessé de l'être à 35 ans. A l'époque où survint chez elle la ménopause, elle vit apparaître au-devant du cou une petite tumeur qui est maintenant grosse comme un œuf et qui paraît être un goître fibreux.

Elle fut mariée à 19 ans : n'a jamais eu ni enfant, ni fausse couche.

A l'âge de 17 ans, elle eut une violente attaque de rhumatisme qui débuta par les pieds, suivit presque toutes les articulations et lui fit garder le lit pendant trois mois.

Depuis cette époque, elle a toujours eu les symptômes d'une affection cardiaque. Elle a de fréquentes palpitations qui s'exagèrent sous la moindre influence, une marche un peu pressée, l'ascension des escaliers, et qui sont accompagnées d'étouffements pénibles.

En 1867, elle a eu une fluxion de poitrine du côté gauche qui a duré quarante jours. En 1870, elle a été soignée pour une bronchite intense qui l'a retenue deux mois à l'hôpital.

Enfin, il y a deux mois elle était soignée à la Charité, salle Saint-Basile pour un œdème des membres inférieurs.

Elle entre à l'hôpital avec un œdème considérable qui remonte jusqu'au ventre et distend fortement les téguments ; la dyspnée est extrême, il y a de l'œdème pulmonaire, et il y a aussi des râles de bronchite.

A l'auscultation du cœur, on trouve un bruit de souffle prolongé et fort qui occupe le premier temps et dont le maximum est à la pointe. Ses battements sont irréguliers et intermittents.

Le foie est volumineux ; les urines sont rares, mais il n'y a pas d'altération des reins.

Ces symptômes menaçants font de jour en jour des progrès, malgré le traitement suivi pour les combattre ; la peau qui couvre les jambes menace de se rompre, et la dyspnée extrême fait craindre une mort par asphyxie. Pour remédier à cet état, on lui fait le 20 janvier une sizaine de piqûres à chaque jambe et il en sort une quantité énorme de liquide.

Les membres inférieurs diminuent rapidement de volume, mais la dyspnée est toujours extrême, l'impulsion cardiaque très faible, et la malade meurt le 30 janvier.

Observation IV

Auguste G..., âgé de 79 ans, entre à l'hôpital de Charlieu (Loire) en novembre 1880.

Il est depuis longtemps atteint de bronchite chronique avec emphysème, et a déjà fait un séjour d'un mois dans cet hôpital, il y a peu de temps pour cette même affection. A l'auscultation de la poitrine, on entend des râles disséminés de bronchite.

Cette affection ancienne a amené chez lui une dilatation du cœur droit avec insuffisance tricuspide. A l'auscultation du cœur on entend un bruit de souffle au premier temps. La circulation générale est embarrassée, les veines du cou sont gonflées, et on y trouve un pouls veineux très manifeste. A la percussion, enfin, on trouve une matité qui dépasse à droite, la région sternale et la pointe du cœur bat dans le sixième espace intercostal en dehors du mamelon.

Quelques jours après son entrée à l'hôpital, aggravation de cet état, dyspnée très intense, crachats de sang et tous les signes d'une apoplexie pulmonaire.

Sous l'influence de révulsifs énergiques appliqués sur la poitrine et les extrémités et de potions stimulantes au quinquina et à l'alcool, ces accidents se dissipent lentement, et ce vieillard revient pendant quelque temps à une sorte de convalescence autant que pouvaient lui permettre son âge et sa maladie.

Mais au commencement de janvier les mêmes accidents se reproduisent avec plus d'intensité, les désordres de la respiration et de la circulation augmentent, et le malade tombe dans un état d'affaissement profond. En même temps l'œdème apparaît aux malléoles et gagne successivement les jambes et les cuisses. Le décubitus dorsal prolongé joint à la gêne de la circulation, et l'état d'adynamie dans lequel se trouve cet homme finissent par produire une énorme eschare au sacrum.

Malgré les révulsifs, malgré l'emploi des toniques, de la digitale, de la scille, l'œdème gagne la partie inférieure des deux poumons, et l'asphyxie paraît imminente. A ce sombre tableau, il faut joindre un pouls de plus en plus petit et intermittent, des selles et des mictions involontaires et une somnolence continuelle avec subdelirium.

Dans ces conditions, tenter une médication quelconque était impossible, la déglutition étant très difficile et il fallait éloigner au plus vite ces accidents alarmants.

Pour cela on fit à chaque jambe une dizaine de piqûres avec une aiguille rougie à blanc et cela sans déterminer de véritable douleur. La sérosité s'écoula immédiatement par toutes ces petites plaies sans qu'il y eût trace de sang. Une toile cirée formant gouttière fut placée sous les jambes du malade et dès le lendemain, seize heures après cette petite opération, on put mesurer dix litres de sérosité qui s'était écoulée dans le vase destiné à la recevoir. L'écoulement persiste encore pendant quelques jours et fournit environ cinq litres de liquide. Puis malgré l'état de faiblesse et d'affaissement dans lequel est plongé ce malade les petites plaies se cicatrisent sans aucun accident.

Après cette énorme déplétion séreuse le malade semble aller mieux, la dyspnée diminue et le facies devient meilleur ; la connaissance lui est revenue et le délire a complètement cessé, il semble même reprendre un peu d'appétit et on lui sert quelques aliments. En un mot il y a une amélioration telle que pendant une dizaine de jours on put croire ramener à la vie ce vieillard moribond.

Mais des phénomènes pulmonaires graves, conséquences de l'apoplexie dont nous avons parlé, subsistent et il meurt le 28 février 1881 quinze jours après l'emploi de l'ignipuncture.

Nous en conclurons :

1° En résumé, l'œdème des membres inférieurs est toujours un symptôme grave dans le cours d'une affection cardiaque.

2° Il est surtout grave lorsqu'il ne cède pas à l'emploi de la digitale et des diverses médications dont nous avons parlé, parce que le plus souvent alors il indique une faiblesse extrême ou une dégénérescence graisseuse du cœur incompatible avec la vie.

Dans ces cas ultimes l'œdème peut devenir très étendu et constituer par lui-même une complication menaçante. Il y a indication d'évacuer directement le liquide dans l'espoir de guérir quelquefois le malade et de le soulager toujours.

3° Parmi les divers moyens qui ont été préconisés dans ce but l'ignipuncture semble préférable à plus d'un titre. C'est en effet un moyen facile à employer, qui ne cause pas de douleur, qui permet un écoulement facile de la sérosité, et surtout qui paraît éloigner les chances d'érysipèle et de plaques gangréneuses.

Imprimerie A. DERENNE, Mayenne. — Paris, boulevard Saint-Michel, 62.

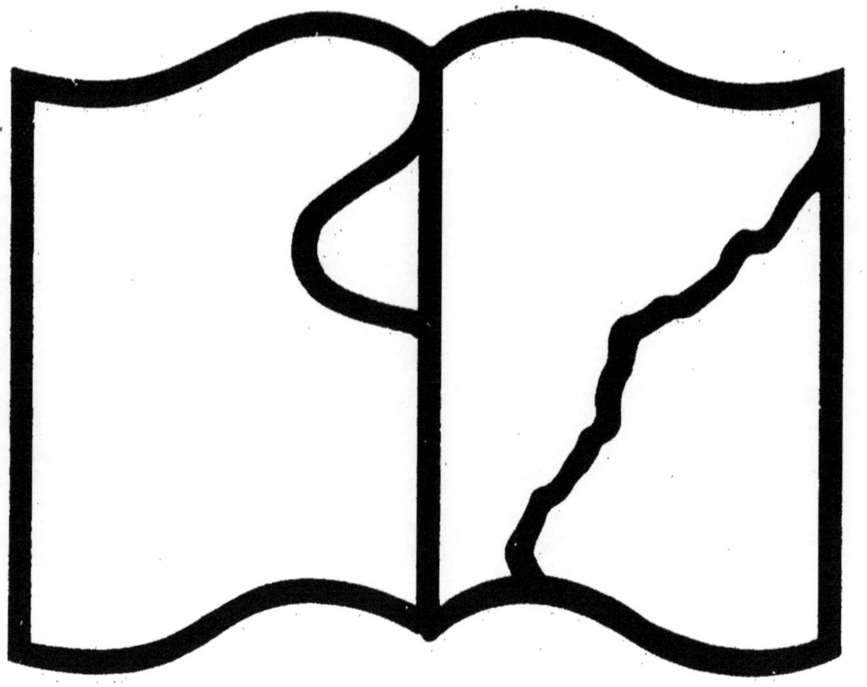

Texte détérioré — reliure défectueuse

NF Z 43-120-11

www.ingramcontent.com/pod-product-compliance
Ingram Content Group UK Ltd.
Pitfield, Milton Keynes, MK11 3LW, UK
UKHW021011120726
13693UKWH00005B/1911